VICTOR HUGO

ET

M. AUGUSTE VACQUERIE

DE PARIS

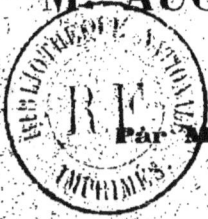

Par M. BENOIT VACQUERIE

D'ALENÇON

ANCIEN PROFESSEUR DE L'UNIVERSITÉ

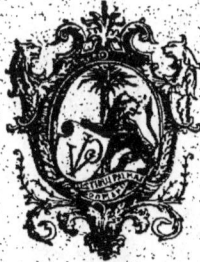

SOCIÉTÉ GÉNÉRALE DE LIBRAIRIE CATHOLIQUE

PARIS

VICTOR PALMÉ

Éditeur des Bollandistes, Directeur général,
25, rue de Grenelle-Saint-Germain.

BRUXELLES

G. LEBROCQUY

Directeur de la succursale de Belgique et de Hollande
5, place de Louvain.

1877

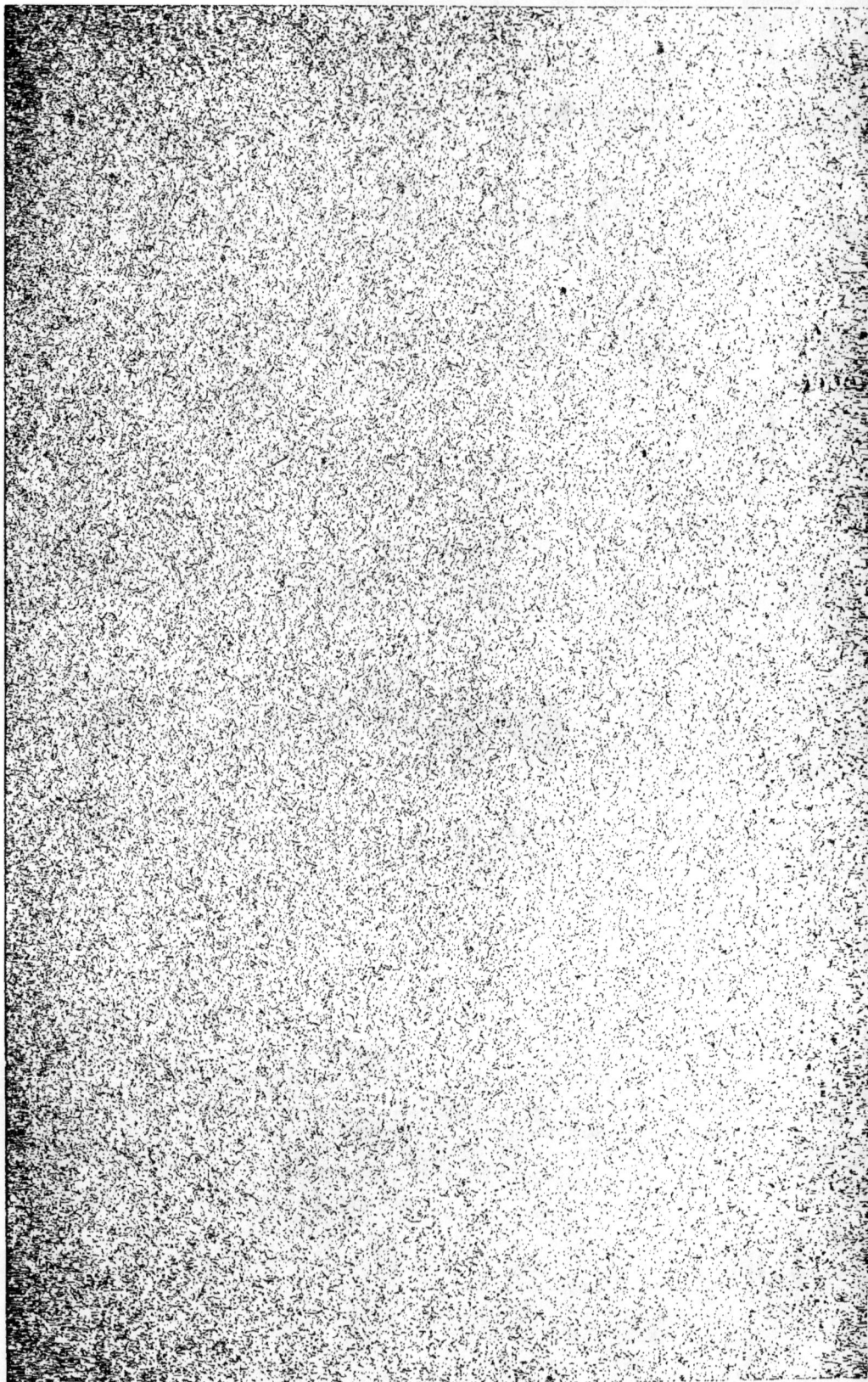

VICTOR HUGO

ET

M. AUGUSTE VACQUERIE

DE PARIS

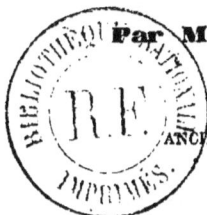

Par M. BENOIT VACQUERIE

D'ALENÇON

ANCIEN PROFESSEUR DE L'UNIVERSITÉ

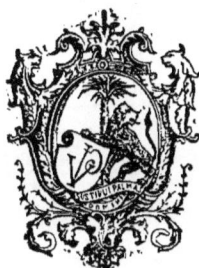

SOCIÉTÉ GÉNÉRALE DE LIBRAIRIE CATHOLIQUE

PARIS	BRUXELLES
VICTOR PALMÉ	**G. LEBROCQUY**
Éditeur des Bollandistes, Directeur général,	Directeur de la succursale de Belgique et de Hollande
25, rue de Grenelle-Saint-Germain.	5, place de Louvain.

1877

VICTOR HUGO

ET

M. AUGUSTE VACQUERIE

DE PARIS

Nous lisons, page 633 du journal *l'Union médicale*, les lignes
suivantes dans le rapport de M. Amédée Latour, secrétaire
général de l'Association des Médecins de France, le 8 avril 1877
(Numéro du 17 avril) :

« Je dois brièvement vous rendre compte de deux commu-
nications assez étranges qui nous ont été adressées et dont nous
cherchons encore la signification.

« La première est un poëme intitulé : A VICTOR HUGO, et
dont l'auteur, habitant d'Alençon, signe : Benoît *Vacquerie*,
singulière homonymie, car ce poëme n'est qu'un long et
amer reproche au poëte des *Orientales* d'avoir abandonné ses
croyances politiques et religieuses d'un autre temps pour des
convictions politiques et philosophiques qu'un autre Vacquerie
couvre d'encen set de lauriers. Le poëte des *Feuilles d'automne*
ne s'est senti ni blessé, ni irrité de cette vive critique, et a
répondu à l'auteur par une de ces lettres bienveillantes qui
doivent singulièrement troubler l'esprit et le cœur de ceux qui
les reçoivent. » « Vos vers, Monsieur, sont très-beaux, et je vous
« en félicite ; je dis plus, je vous en remercie... Vous êtes un

« vrai poëte, etc... » Voulez-vous en juger, Messieurs ? Une seule strophe, la première :

« Au poëte un conseil..... de grâce, écoute-moi,
Frère, je viens pleurer un instant avec toi.
J'ai vu passer aussi mes joyeuses chimères,
Comme toi, j'ai versé des larmes bien amères ;
Quels beaux yeux nous riaient d'allégresse et d'amour,
Pour qui le doux soleil vite a fini son tour,
   Pour qui du soir l'étoile solitaire
     A vite remplacé le jour.
Mais pourquoi ces sanglots ? Douleur il faut te taire ;
La mort n'est-elle pas, par un bien doux mystère,
Le prélude d'un jour plus clair et plus divin ?
Et l'étoile du soir, ce signe salutaire,
N'est-elle pas aussi l'étoile du matin ? »

« Quelle a pu être l'intention du poëte en nous adressant cette pièce ? Nous ne la devinons pas. C'est à ma belle cité d'Isaure, où siége l'Académie des jeux floraux, c'est à cette illustre Compagnie que le poëme de M. Vacquerie eût dû être adressé : probablement il y eût conquis l'églantine d'or.

« L'autre communication est d'un confrère qui croit avoir trouvé *le moyen d'assurer la navigation aérienne*, etc., etc. »

RÉPONSE

De M. Benoit VACQUERIE *à M. le Docteur* Amédée LATOUR,
passage Laferrière, 4, à Paris.

MONSIEUR LE SECRÉTAIRE GÉNÉRAL,

Grand a été mon étonnement de voir figurer mon nom dans votre rapport annuel de l'Association générale des Médecins de France.

Poëte obscur et sans nom, je me fais ici à moi-même, je l'avoue, un singulier effet : me trouvant là, comme une épave du Parnasse, exposé tout à coup au milieu d'une grave et solennelle assemblée des plus illustres fils d'Esculape.

En nos temps de République toutefois, il est bon encore de

se rappeler qu'*on est noble ;* aussi me suis-je bientôt rassuré en pensant qu'Apollon, père de la poésie, était aussi père de la médecine, et qu'ainsi je pouvais, au milieu de vous, compter sur de fraternelles sympathies.

Le poëte est comme le médecin, il veut savoir les causes de ce qui arrive : une question inexplicable se dressait là néanmoins devant mon esprit : par quelle indiscrétion mon nom et mes vers, ces choses de ma vie intime, se trouvaient-ils ainsi livrés, sans mon aveu, à la plus grande publicité de notre époque, et encore... dans le monde scientifique ?

Je n'ai pas tardé à le savoir : et j'ai trouvé le *confitentem reum* dans mon ami et mon sauveur, le docteur Damoiseau, qui a su inventer cet ingénieux moyen de me poser au milieu de vous comme une preuve vivante de la puissance de sa Térabdelle ; car je vous assure, Monsieur, avec bien du plaisir, que je dois à cet instrument mon allègre vieillesse et mes quatre-vingt-trois ans ; et cela, contre toute espérance, ma vie ayant été une souffrance perpétuelle de la tête partiellement conges-tionnée et qui s'est trouvée complétement dégagée à l'occasion d'une apoplexie presque foudroyante dont je fus instantané-ment guéri, il y a dix-huit ans, par votre aimable confrère.

Faites de cette communication, Monsieur le Secrétaire géné-ral, l'usage que vous jugerez le plus favorable à la publicité de ce puissant *auxiliaire de la vie* dont l'action sauve tant de malades et dont l'oubli systématique fait tant de victimes. Tous nous y sommes intéressés ; j'ai pris occasion, dans le temps, de le recommander à M. Flourens et au très-savant abbé Moigno qui en ont écrit et parlé alors avec tout l'éloge mérité, encore que par un oubli ou une fatalité déplorable, M. Flourens se soit vu emporter, comme Gratiolet et tant d'autres, par l'apoplexie dont il est si facile pourtant, aujourd'hui, par ce moyen, de détourner ou de neutraliser les coups.

Agréez, etc.

BENOIT VACQUERIE.

Alençon, le 25 avril 1877.

Lettre du Docteur DAMOISEAU, *adressée à cette occasion à M. le Docteur* AMÉDÉE LATOUR.

L'ESPRIT SCIENTIFIQUE

Et son unique base : le *vrai* mysticisme des Savants.

MONSIEUR LE SECRÉTAIRE GÉNÉRAL,

Vous faites un si merveilleux usage des indiscrétions que je commets avec vous, à l'endroit des travaux de mon client et ami, M. Benoît Vacquerie, que je me sens entraîné à en commettre une nouvelle aujourd'hui, en vous communiquant le manuscrit d'une seconde épître à la même adresse, où mon savant compatriote terrasse magistralement le matérialisme du poëte par une argumentation victorieuse qui est à la hauteur de ses vers.

Pour rendre cette démonstration applicable et accessible à tous les genres de matérialisme possibles, et forcer en quelque sorte chacun à s'appliquer, sans l'ombre de blessure d'amour-propre, le fameux *tu es ille vir* du prophète, il suffit de prier le lecteur de se reporter, à ce propos, à trois textes des plus faciles à vérifier et qui appartiennent précisément à trois de nos derniers secrétaires perpétuels de l'Académie des sciences.

Le premier est *une longue citation latine* que M. Flourens nous fait à la fin de son ouvrage sur l'*Histoire de la découverte de la circulation du sang*, de ce médecin qui, cinquante ans avant la publication du livre d'Harwey, avait trouvé la circulation pulmonaire et que, pour cela, il appelle à juste titre *le Bichat du* XVIe *siècle*.

Or, dans ce texte, ce physiologiste de génie nous expose *la théorie des cinq sens*, à la clarté de cette philosophie lumineuse du Verbe-Christ, qui régnait au IIe siècle de l'ère chrétienne (1).

---

(1) Voir l'extrait qui en a été fait dans la brochure *Mirabeau et Sieyès*, p. 20, chez Victor Palmé.

Le second texte est *le Discours de réception* de
M. J.-B. Dumas, de l'Académie des sciences, à l'Académie
française, le 1er juin 1876 ; où ce savant universellement auto-
risé nous déclare que la société moderne n'échappera au matérialisme qui la dévore, qu'en revenant à cette doctrine essentiellement lumineuse qui, au 11e siècle, terrassa le matérialisme
antique.

Le troisième enfin est d'Arago, dans sa notice sur Newton :
« Newton avait un esprit trop pénétrant et trop profond, dit-il,
pour ne pas avoir remarqué que les faits, que les découvertes
nombreuses et importantes dont il avait enrichi la science,
n'étaient qu'une très-petite partie de ce qui restait encore caché
dans la majesté de la nature, suivant la belle expression de
Pline. M. Brewster nous a conservé les termes dans lesquels
il exprimait son sentiment à ce sujet :

« Je ne sais pas, disait-il, ce que je parais au monde ; pour
moi, je me compare à un jeune enfant jouant sur le bord de la
mer, ramassant çà et là un caillou plus ou moins lisse, ou une
coquille d'une beauté peu ordinaire, pendant que *le grand
Océan de Vérité* reste complétement caché à mes yeux. »
(Tome III, page 336.)

La foi au grand Océan de Vérité qui, en cette vie, est plus
ou moins caché à la vue de tous les mortels savants ou igno-
rants, tel est le véritable esprit scientifique ou mystique des vrais
savants :

« Dieu créateur de l'univers, dit, en effet, l'Aristote des temps
modernes, Linné, échappe à nos yeux qu'il remplit toutefois
de sa lumière. »

Cette lumière qui existe bien réellement, quoi qu'on en puisse
dire, dans nos yeux à tous, a été escamotée au xvie siècle par
Galilée, à l'occasion de sa splendide découverte des lunettes, et
ce mauvais tour a été renouvelé sous nos yeux par deux savants
contemporains, le révérend père Secchi et le professeur Robin,
qui s'obstinent à confondre leur science *multiple*, trois fois sécu-
laire, avec la vraie science traditionnelle qui doit être et est, avant
tout, *une* et, par conséquent, *universelle et transcendante* (1).

___

(1) Voir *le Triumvirat de la République chrétienne* ou *les fluides, les
solides et les liquides organiques* contemplés dans le corps de l'homme, à
la page 93 du premier volume d'un ouvrage intitulé : *Traité des sensa-*

M. le docteur Pidoux, dans son *Rapport académique* sur l'aliénation mentale, vient de nous donner un spécimen remarquable de cet enseignement vraiment magistral.

« C'est la doctrine des maladies mentales qui restera, dit-il, le plus longtemps enchaînée au système des antiques abstractions nosologiques combattues trente ans par Broussais, sous le nom d'*Ontologie médicale.*

« Cette erreur règne encore, en effet, dans cette partie du domaine de notre science. Les maladies mentales se sont montrées plus rebelles que les autres à la réforme moderne, malgré Gall et malgré le livre : *De l'irritation et de la folie.*

« Cependant la folie commence à être regardée comme une maladie. Mais, si elle entre peu à peu dans la pathologie ordinaire et en prend l'esprit, c'est certainement plus par la force des choses que par l'initiative des médecins *aliénistes.* Elle s'y fait sa place comme un boulet dans un mur ; et ce qui est très-intéressant pour le critique, c'est de voir pendant ce temps-là *beaucoup de spécialistes s'amuser encore à la porte de la pathologie mentale,* en prenant pour base de leur nosologie particulière de purs groupes de symptômes qui, au lieu d'avoir *un état pathologique déterminé pour fond* ou sujet, n'ont véritablement qu'*un mot* tiré d'une expression phénoménale dominante. » (*Revue médicale,* p. 613, n° du 7 mai 1877.)

Agréez, etc.

Docteur DAMOISEAU.

---

tions et des passions en général, et *des sens* en particulier, par M. Le Cat, chirurgien en chef de l'Hôtel-Dieu de Rouen et secrétaire perpétuel de l'Académie des sciences de cette ville.

Ayant reçu du Roi des lettres de noblesse en 1764, Le Cat adopta pour devise ce passage de Tacite :

« Catti (1) *fortunam* inter dubia, *virtutem* inter certa numerant. »

(1) Peuples de la Germanie.

LA GÉNÉRATION QUI COMMENCE A M. VICTOR HUGO QUI FINIT

I

Notre langue n'est plus cette gueuse obstinée dont le refus de s'enrichir impatientait Voltaire. Notre langue aujourd'hui est une riche brodeuse ; mais frivoles écrivains que nous sommes pour la plupart, nous ne lui fournissons que des tissus futiles ou des gazes vaporeuses qui du matin au soir n'existent plus. Ce n'est pas la forme généralement, c'est le fond qui nous manque.

Ceci soit dit pour faire ressortir ta supériorité tout exceptionnelle, puissant maître ; car tu n'appartiens pas à cette classe. Éminent penseur, tes écrits ont la force et l'éclat : ton génie, en effet, habite à la fois deux mondes ; le monde *visible* et le monde *invisible* (1) : il emprunte de l'un la substance ; de l'autre les couleurs.

Ce n'est pas ici une louange ; je m'en défends : oui, l'essence de tes œuvres c'est la pensée, mais la pensée presque toujours au service du mal. — Examinons à la lumière des principes.

La vérité, besoin absolu des intelligences : quand on ne l'a plus, on s'en fait une à sa mode et à son usage ; et l'absurde souvent ne coûte pas : voici en quelques mots ton évangile :

---

(1) Le *sensualisme matérialiste* qui, considéré dans son principe et ses conséquences, n'est rien autre chose que la *Révolution* elle-même, s'est dérobé jusqu'ici aux coups de ceux qui l'ont attaqué en se plongeant, à chaque nouvel assaut, dans l'abîme de la doctrine de la sensation qui n'est, en réalité, que la théorie de *la surdi-mutité intellectuelle* de l'homme animal.

L'argumentation victorieuse de M. Benoit Vacquerie contre les raisonnements d'un homme de génie tombé dans cette erreur grossière de ceux qui ont coutume *de ne douter de rien,* lui permet de saisir littéralement ici la bête par les cornes, si l'on peut ainsi dire, et de lui porter enfin avec assurance le coup décisif.   Docteur D...

L'homme doit se sauver par lui-même ; et pour cette fin il doit *ignorer la vérité*.

S'agiter perpétuellement, revirer sans cesse du bien au mal, et du mal au bien, douter, hésiter, aller à tâtons selon son propre choix, en faisant comparaison du vice avec la vertu ou le devoir, voilà sa condition d'être, voilà sa loi (1).

Il faut douter : le doute fait l'homme libre ; la liberté ignore, mais la captivité sait. Formules mystérieuses expliquées dans une ample exégèse, se réduisant à ceci : *être animal, plante ou caillou, c'est savoir ; comme être homme, c'est ignorer !!!*

Enfin la liberté à force de chercher trouve... l'âme ainsi par ses propres forces conquiert insensiblement le ciel.

Et pour corollaire d'un tel symbole, tu rugis contre le ciel d'extravagantes menaces intitulées *ibo*.

Il est une certaine dose d'orgueil qui met le génie en pleine folie : comme certains cerveaux malades qui se croient Dieu, tu te proclames Jean le Prophète, illusion du reste fort innocente. Pathmos et l'Apocalypse auront désormais leurs pendants : le *dolmen du Rosel et la bouche d'ombre.* Mais en réalité, quel étrange spectacle tu donnes là au monde intellectuel ! Tu t'imagines monter à la hauteur du Voyant, et tu tombes dans les rêves du songe-creux ; tu crois planer dans les splendeurs du mystère, et tu tournoies dans les ténèbres de l'absurde ! Il semble que ton cœur est devenu un puits de l'abîme, et que ton intelligence a disparu dans cet Averne. Triste effet de l'adoration de toi-même : le culte de la *raison* rend l'homme fou.

Le malheur, toujours sacré, tu l'abaisses dans ta personne par le grotesque le plus dégradant : le néant qui s'emporte contre l'Être ! En toi la douleur n'est qu'une parodie sacrilège : tes pleurs, pleurs d'histrion ; ta poésie, — poésie du blasphème, aux sons étranges, qui se dresse en courroux et qui siffle de colère !

L'impie a toujours mauvaise grâce à se plaindre : avant de se mesurer avec Dieu, il a dû s'affranchir de la souffrance.

Tu trouves mauvais qu'ayant fait ta tâche ici-bas, tu reçoives ce salaire de la main d'un Dieu juste.

En es-tu à ne plus savoir apprécier la valeur de tes actes ? Quelle tâche as-tu donc si fidèlement remplie ?

Oui : tout ce qu'il y a de plus auguste tu l'as traduit en cari-

(1) *Contemplations*, tome II, page 370.

cature ; de plus saint, tu l'as traîné dans la boue ; le Christ-
Vérité, le Christ-Amour et Sainteté, tu l'as honni, travesti, tu
l'as affublé dans la personne du prêtre, d'égoïsme, de luxure et
de cruauté... Bafouer Dieu comme tu l'as fait, avec les nargues
du génie, les quolibets du blasphème et les parodies de la haine ;
enlever tous les freins, déchaîner, ameuter toutes les mauvaises
passions... est-ce là ce que tu appelles avoir fait ta tâche ?

Mais encore tu t'abuses : tes bravades impies, tes huées,
tes outrages... tu as dépensé tout cela en pure perte : autre
chose est de s'attaquer à Dieu, et autre chose est de l'atteindre ;
lui cracher ton néant, tu l'as pu, oui ; mais salir son éternité ?
Non.

Cesse de vanter tes réhabilitations : elles sont ignobles,
immorales. Ton culte n'est pas celui de l'honneur : tu t'es fait
l'avocat du bagne, le preux de la prostitution. Aussi en accueilles-
tu avec des caresses le fauve applaudissement.

En rupture avec toutes les bienséances, tu n'as plus d'affinité
qu'avec toutes les félonies, et tes prédilections s'en vont à tous
les vices et à tous les déshonneurs.

Au surplus, tu t'es fait justice à toi-même, et coupable de
lèse-humanité, tu t'es infligé un châtiment exceptionnel : tu
auras été un paria célèbre dans le monde. Où trouver, en effet,
des sympathies honorables ? Tout ce qui pense sainement n'a de
toi nulle estime : et l'on sourit de pitié en voyant l'imbroglio
hors ligne de ta grotesque existence.

Combien il en coûte d'être impie ! quelles terribles réactions
morales ! Tu ricanes la vertu, la religion, le Dieu de ta jeunesse ;
mais tu pleures aussi sur tout ce que tu as perdu à cœur-joie :
tu pleures dans l'ombre et tu pleures de rage. Nulle conscience
plus terrifiante que la tienne : et ta poésie la reflète assez par
ses ténèbres, par ses clartés livides et ses bruits effroyables :
poésie satanique, à en juger par l'aspect qu'elle prend dans le
domaine du divin : là elle a quelque chose de pétrifiant pour qui
la regarde.

Et dans ton âme ainsi faite tu t'apitoies encore sur les malheurs
des peuples... nous croyons du reste à ta sincérité. Oui, le mal
gagne les sociétés ; mais qui l'a fait, sinon l'esprit qui t'anime,
cet esprit inexorable qui t'obsède et t'aiguillonne et ne te donne
ni paix ni trêve.

Le mal... en vain prétends-tu le résorber par la science : notre civilisation demeure ici impuissante (1) : Babel ni Babylone ne sont l'école des vertus.

En vain prétends-tu mettre en liberté l'amour par la liberté de la pensée, afin de détourner tous les maux.

Rompre les digues pour prévenir l'inondation ! La liberté de

(1) La civilisation véritable est le fruit de la Croix ; oui la science se cueille sur l'arbre de vie ; la vie jamais sur l'arbre de la science.

Philosophie, haut savoir, sources du merveilleux, sagesse du monde, vie, facultés, passions... vertu même ne se séparent pas impunément de leur substance qui est la foi. Sans la foi, vide que tout cela, néant ! L'homme de génie qui a pu éteindre la foi dans son âme, est bientôt à lui-même son supplice perpétuel, et il n'a plus qu'un seul bien à désirer : et ce bien, nulle puissance ne peut le lui donner ; c'est l'oubli... l'oubli de tout ce qui est au-dedans de lui... choses impossibles à décrire.

Le génie, dans ces conditions, semble avoir honte de lui-même ; et il se dérobe à la société des hommes. Une pensée plane sur sa pensée avec un pouvoir fatal, écrasant, dont il est condamné à dissimuler la présence ; et cette pensée, c'est la conviction qu'il a d'être indigne de toute sympathie honorable.

Donc plus d'illusion, plus de séduction possible ; le voilà devenu son propre juge inflexible, inexorable. Il voudrait pouvoir se soustraire à lui-même ; doué des plus hautes facultés, descendu au plus bas degré de l'impuissance, *homo nequam*, superbe à la fois et totalement dégradé, ce qu'il est il n'ose se l'avouer, bien loin de le confier aux autres. Ce n'est plus qu'un sépulcre vivant : et l'aube, le soleil et les montagnes, ce monde visible avec toutes ses magnifiques manifestations, le trouvent et le laissent froid et insensible.

En dehors comme au dedans de lui, tout l'accuse : dans la beauté du ciel, dans toutes les grâces de la nature, il ne voit que l'air ou l'expression du reproche, les sources des pures et sublimes jouissances ne sont pour lui que trouble et amertume.

Cette âme cependant a parfois encore de vives aspirations ; un son, une voix, un écho peuvent encore un instant la distraire ; et à défaut de ses hautes destinées perdues, elle voudrait passer avec tout son être dans cette douce intonation, naître et mourir dans ce souffle harmonieux. Regret du passé, horreur du présent, leurre du suicide, souffrances morales inexprimables, telle est cette existence. Il a beau faire : ce qu'il veut fuir est toujours là ; le jour comme la nuit il voit un œil fixé sur lui ; et partout il porte son enfer. Où ira-t-il ? C'est le déshérité volontaire de toute paix, de toute espérance.

Jouet du temps et de ses propres terreurs, il se traîne ici-bas dans l'horreur de la vie et dans la crainte de la mort. Oh ! qu'il voudrait pouvoir se délivrer de lui-même ! quelquefois il se replonge dans les magnificences de son imagination ; mais comme la vague du reflux, elle le rejette bientôt dans le gouffre sans fond de sa pensée... et là, il reste dans son désespoir toujours pour toujours.

Abus fatal des facultés les plus nobles ! cruel avortement du plus beau type qui eût jamais existé ! le voilà tel qu'il s'est fait lui-même ; chaos vivant, rayons et ténèbres, conflagration d'éléments contraires qui a fait bien des ravages ; aujourd'hui, volcan qui dort et qui ne se réveille que pour détruire.

la pensée ? Tous les libres penseurs de la terre ont-ils jamais affranchi un seul cœur esclave du mal ?

Tu n'en poursuis pas moins les mêmes illusions, et tu vas en des espaces qui te semblent larges et purs, traversant des horizons fantastiques, cherchant Dieu et ne trouvant qu'un informe embryon du progrès existant depuis on ne sait quand, ni comment, Pan, ce dieu toujours en chrysalide, type éternel d'idiotisme et d'ignorance destiné à devenir l'idéal universel.

Le penseur qui a répudié la foi n'a pour domaine que le rêve. Privé du divin critérium, il peut concevoir encore de grands desseins, méditer de hautes créations ; mais son œuvre porte fatalement sur un fond absurde ; imaginaire : vous y voyez non l'intelligible, mais l'excentrique, non le sublime, mais le gigantesque ; non le beau, mais une de ses grotesques contrefaçons.

Il y a au surplus, ne le dissimulons pas, plus de sincérité qu'on ne pense, peut-être, dans ton âme abusée ; mais c'est à cœur-joie que tu cèdes au prestige satanique, et sous le jour perfide du mensonge tu ne vois plus que le mal où est le bien, le faux où est le vrai, l'injuste où est le juste. Quelle peut être l'autorité du génie sur la foi d'un prisme où son œil voit le contraire de ce qu'il regarde ? Pauvre enchanteur, tu es dupe toi-même de ta magie !

Ainsi, le catholicisme ou l'Universel n'est à tes yeux qu'un préjugé...

L'homme du Catholicisme est pour toi un être dégradé, un esclave. L'homme de la raison — et quelle raison ! — est libre... il voit dans tous les hommes des égaux, et il ne reconnaît qu'un roi : Dieu — et quel Dieu !

Placé de la sorte au pôle opposé de la vérité, tu n'es plus que le jouet d'une perpétuelle erreur. Tes vers cependant consacrent encore de nobles et belles devises, voire même de pieux souvenirs ; car au milieu des ruines il y a encore de la piété dans ton cœur, et ta mère y demeure toujours vivante, toujours aimée, mère pourtant si chrétienne à qui tu ne peux souhaiter avec l'Eglise un éternel repos !

Ce siècle a consigné dans ses annales de bien tristes déchéances ; mais nulle n'est plus navrante que celle de la vertu et du génie.

Mais pour mieux mesurer la profondeur de ta chute, considé-

rons de quels sommets tu es tombé, et après avoir vu ce que tu
es, voyons ce que tu fus.

II

Nous savons un sublime enfant qui eut pour mère un ange de
dévouement et de vertu ; soustrait à toute étrangère influence,
il ne connut que les soins maternels et les caresses de la nature,
autre mère chargée de sa première éducation.

Douce vie enchantée : il s'élevait au soleil près des eaux, parfum vivant mêlé parmi les fleurs.

Là, nulle crainte, nul péril, aucune larme, aucun souffle
délétère... céleste intelligence déjà éclose à la lumière, cœur
joyeux, innocent ; âme pure comme les premiers rayons du jour.

Son éducation fut exceptionnelle : il eut d'abord pour lycée
un parc et un jardin paisibles, spacieux ; pour proviseur un
prêtre, *doux vieillard ;* pour maîtres les bois, les champs, les
oiseaux et le ciel ; pour livre... Dieu.

Initiations enchanteresses, première efflorescence du génie :
là il entendit des voix merveilleuses, et sa jeune âme s'impré-
gna à des souffles de vie, d'intimes parfums... de foi, de prière
et d'amour ; là sous le charme de Dieu, ses sens s'épanouirent,
et il fut préparé à la vie par des leçons incomparables.

C'est de là qu'il vint se mêler parmi les hommes : source
pure au milieu des flots amers... cœur ouvert à tout sentiment
du bien, comme du vrai et du beau, esprit tout de foi, génie au
prisme éblouissant, astre nouveau déjà rayonnant sur toutes les
idées.

Cet enfant sublime, ce cœur profond, ce génie plein de Dieu...
ce fut toi.

Ton apparition dans la brillante société d'alors semble tenir
du prodige : ta poésie a déjà quelque chose d'auguste ; grande
comme la nature, ta souveraine maîtresse, elle porte comme elle
un caractère de consécration divine ; et ton vers, tel qu'un temple,
semble rempli de la majesté de Dieu...

Prix infini de la foi : par elle ce Dieu semble t'admettre en ses
puissances et te montrer ses voies.

Comme ses prophètes, il te revêt de sa force et de sa douceur :
ton cœur a des sympathies pour le malheur ; tes yeux ont des

larmes pour l'innocence opprimée, et ta bouche a des foudres contre l'iniquité.

Foi chrétienne, sœur céleste du génie : à elle seule tu dois tes plus admirables chefs-d'œuvre : quels ravissants tableaux ! L'antiquité ne peignit jamais sous des traits si touchants la grâce de l'innocence, le charme et la beauté du malheur. Peintre déjà inimitable, poëte véritablement créateur, *harpeor* (1) aux saintes inspirations, toutes les formes, toutes les figures s'idéalisent sous les couleurs de ta palette ; la beauté de ton âme se reflète dans tes œuvres, et ta poésie a un écho d'éternité.

C'est l'esprit de Dieu qui règle ton essor, et tu ne te poses que sur des cimes lumineuses... Les anges y viennent te visiter, ils effleurent de leurs ailes ta lyre.

. . . Ta lyre chaste sœur des harpes de Sion...

Innocence ! ô divin attrait des âmes, et digne trucheman de la vérité ! Aussi par elle ton cœur surabonde de vie et d'amour : et tu apparais au monde, idéale personnification d'honneur et de fidélité.

Quel sera donc l'avenir devant tant d'espérance ? Seigneur écarte l'abus de pareils dons! Ah! que cette âme ne s'étrange pas de toi, ni ne s'engage au service du mal !

Divine inspiratrice du génie, la foi est mère aussi des grandes vertus sociales : l'honneur et le patriotisme trouvent en toi déjà leur digne et vaillant interprète ; l'objet de ton culte après Dieu, c'est la France, c'est la patrie ; tu pleures à ses pleurs, tu te réjouis de ses joies, tu triomphes de ses triomphes.

Devant tant de vertu et de génie, le monde s'étonne, et il applaudit : si jeune et déjà si grand !

Oh ! fuis l'orgueil, c'est le père du mal ! Jeune homme, fuis des attraits perfides, c'est l'écueil de l'innocence.

Il est un autre ennemi encore qui déflore l'existence et enlève les douces joies du cœur : c'est le doute, ce reptile dont la piqûre tue les âmes.

Le doute...... agent malfaisant; la nécessité est son Dieu ;

---

(1) *Harpeor, conteor fableor :* noms donnés aux anciens poëtes provençaux du moyen âge.

le fatalisme est son culte : il fait de l'homme un forçat du destin.

Si tu savais comme il est à lui-même son supplice, et combien il est contre nature ; il cherche encore la vérité, et quand il la voit il en a peur.

Hélas ! l'espérance a fait place à de bien tristes présages ; on voit que déjà un souffle brûlant, une vapeur funeste passent sous ton ciel moins calme et moins pur.

Spectacle navrant : le vice qui se greffe à l'innocence... fleurs fétides sur une tige naguère si belle !

Le mal est prompt et ses effets ne tardent pas : descendu de tes cimes lumineuses, tu n'habites plus que de basses régions peuplées d'êtres fantastiques plus ou moins grotesques.

Qu'est devenue la religion ? Tu prostitues en des ballades sataniques le nom ineffable de Jéhova.

Déplorable déchéance ! naguères tu t'élevais presque l'égal des anges... et voilà que tu emboîtes le pas derrière un pied fourchu !

Prends garde et tremble. Ta félonie envers Dieu ne reste pas impunie ; ce qui te charme fera ta peine : tu n'auras plus que des rêves terrifiants, une gloire salie, des jours sombres, et ton âme deviendra un abîme, ton génie un spectre, ton cœur une angoisse, ta vie un exil.

A présent vois quel prochain et menaçant avenir : ce qui est ton Dieu, ce que tu embrasses, ce dont tu jouis va tomber de tes bras, devenu à tes yeux un objet d'horreur... Tes passions mourront, tout mourra hormis ton orgueil affreux, solitaire ; et toutes tes sympathies avec l'existence mourront. Comme un navire mal guidé, bien construit et majestueux que les vagues en furie ont jeté sur une plage déserte pour l'y laisser pourrir et tomber en poussière sous les pluies du ciel et les vers, ainsi toi-même jeté hors des sympathies de la vie et lancé sur des plages décriées par les houles orageuses de l'orgueil et du plaisir, être fatigué, misérable ; âme consumée, désolée et flétrie, vivant désert de la pensée mourante, tu languiras, gémiras et dépériras sur la terre. Tes gémissements rempliront le monde que tes rhythmes remplissaient, et tu sembleras avoir honte de gémir... Infortuné ! il aura honte de demander, et pourtant il aura besoin d'assistance.

III

Enfance de l'homme, saison du bonheur : ton génie en conserve avec amour les divins souvenirs.

Auprès d'un enfant, il semble se retremper à une source de vie ; si puissante est encore sur ton âme la douce contagion de l'innocence ! Quelle grâce ! quelle pureté ! nul peintre jamais n'en fit de plus charmants tableaux.

Tes sympathies si pures pour l'enfance... oh ! le beau débris qui te reste de tes trésors perdus ! La Providence t'a ainsi préservé d'une destruction totale.

Il y a des ruines d'où la vie peut germer encore et refleurir ; sur telle harpe brisée il reste encore des cordes pleines de douceur et d'harmonie... A la foi de réparer le céleste instrument.

Non, malgré tes blasphèmes inspirés moins encore par la haine que par le désespoir, tu n'es pas abandonné : parfois encore avec bonheur tu parles de Dieu, tu vois l'ombre de Dieu, tu sens le doux souffle de Dieu... Et ton cœur alors demeure accablé ; il surabonde de larmes qui ne trouvent pas d'issue.

Si déchristianisée qu'elle puisse être, ton âme trouve toujours aux fêtes chrétiennes un attrait qui la domine, et elle en reflète le divin avec un art inimitable : débuts graves, préludes saisissants... puis fascination du lecteur pris sous le charme d'une sorte de magie céleste. Le fond des idées apparaît frais, splendide et pur ; là elles se produisent gracieuses et riantes, sévères et sublimes tour à tour, pour se fondre bientôt, se mêler et s'unir en un concert magnifique. On voit là quelque chose d'immense, de profond qui s'enfle avec de sourds murmures, puis bondit, puis oscille comme l'abîme, dont, hélas ! à défaut de Dieu et des hommes, tu sembles vouloir faire exclusivement le centre et le refuge de ta pensée ; car l'abîme est maintenant ton idéal... c'est là ce qui se déploie ordinairement dans tes tableaux : là l'oreille en entend les bruits, l'œil en voit les profondeurs ; parfois il en admire le calme et la transparence... et de tes lèvres tombe un nom auguste inattendu... nom virginal et tout divin, seul capable de rendre la paix à ton cœur, autre abîme profond et plus orageux... Oh ! laisse, laisse aller ton âme vers l'aimable et souveraine puissance qui veut et peut te sauver !

Tu es moins loin de croire que tu ne penses : il reste au fond de ta pensée des convictions chrétiennes ; la foi de ta jeunesse y a laissé un parfum immortel.

Loin donc, loin l'étroit scepticisme, noire géhenne ! le doute froid et stérile n'a rien de commun avec la chaleur et la tendresse du génie.

Douter, c'est se jeter en dehors de toute rédemption ; c'est s'ancrer par choix dans la déchéance... C'est vouloir haïr ; c'est refuser d'aimer... et l'amour, tu ne peux ni ne veux t'en défaire.

Tu ne doutes qu'incomplétement : assez pour tourmenter ta vie ; pas assez pour être conséquent.

Le doute à l'état d'homme fait est totalement négatif ; il ne connaît, ne veut que le néant ; enfant chez toi il est d'une heureuse inconséquence ; il affirme l'être, il a besoin de croire et il croit à de vieilles rêveries, à des contes puérils et indignes de toi, bons pour les niais d'une certaine science, pour les imbéciles d'une certaine sagesse.

Non, l'irréligion ne te va pas. Laisse-la aux ayants cause : impiété et bassesse de cœur c'est tout un.

Crois-en une voix amie : remonte au jour de la vérité, et sache contempler l'histoire de l'homme nouveau dans ses splendides origines pour la glorification du Créateur et ta délivrance éternelle.

Mais arrière l'orgueil : devant l'Éternel il faut toujours en revenir à la simplicité de l'enfant : la gloire est à cette condition, surtout pour les hautes intelligences. Le génie par la foi est plus grand que la création elle-même, et mieux qu'elle il reflète l'infini.

Il n'y a homme quelconque qui ne puisse être roi par la foi ; par elle l'homme peut reconquérir sur toute la création son empire originel, c'est-à-dire toute la science et toute la puissance d'Adam au sortir des mains du Créateur.

Sois fort, ne cède pas au désespoir, mais pleure ; la douleur est un poids qui écrase et qui ne se dissout que par les larmes.

Sois juste : nul n'a droit de désespérer ici-bas ; la terre c'est le lieu du Pardon, le séjour de l'espérance.

Mais sois humble et sois droit ; l'humanité est un temple vivant qui doit se construire lui-même pour la gloire du seul

Grand. Tu n'es pas bien posé dans l'édifice, et tu es en porte à faux ; la fausse raison et l'orgueil t'ont placé tout de travers sur les principes du Bien comme du Vrai : sois enfin la colonne que tu dois être.

L'homme ne doit s'en prendre qu'à soi et non à Dieu de ses regrets et de ses larmes ; c'est nous qui nous perdons nous-mêmes, et c'est Dieu qui nous sauve... mais à la condition de prier et d'espérer ; la divine Providence imprime toujours les mouvements de sa grâce au cœur égaré qui prie et espère, comme elle envoie au nautonier éperdu le souffle heureux qui le conduit au port.

Sois fort et plein d'une chrétienne espérance ; tu peux faire plus de bien que tu n'as fait de mal. Quelle conquête pour le ciel que tant de millions d'âmes revenues par ton exemple à la vérité ; énorme compensation pour toutes celles dont tu peux être responsable! Que tes glorieuses destinées ne soient pas perdues ; dans le cours de ton existence ta lumière s'est éteinte ; mais au foyer de la vérité tu peux rallumer le flambeau, et la terre alors bénira ta réapparition : tu fus l'astre du matin, tu seras l'étoile du soir.

Benoît Vacquerie.

RÉPONSE

D'un homme de bonne volonté à l'appel de M. le comte de MUN, député.

Monsieur le Comte,

Je me permets de répondre au noble et chaleureux appel que vous adressez à tous les hommes de bonne volonté et qui, comme vous le dites si bien :

· « Sont tenus de préparer leur union par les luttes fécondes « de l'esprit et du travail. »

Je me fais donc un devoir, en conséquence, de commencer par mettre sous vos yeux la lettre que j'ai reçue dernièrement de l'un de nos députés, votre collègue, le docteur Laussédat, président de la Réunion extra-parlementaire des médecins-législateurs (1) :

A Monsieur le docteur DAMOISEAU, *président de la Société des Médecins de l'Orne.*

Paris, 6 *décembre* 1876.

« Monsieur le Président et honoré Confrère,

« Les médecins faisant partie du Sénat et de la Chambre des
« Députés se sont constitués en réunion extra-parlementaire.
« Leur but a été d'organiser en quelque sorte un comité
« consultatif où pourraient être étudiées toutes les questions
« générales intéressant la corporation médicale et susceptibles
« de provoquer une solution législative dans l'une ou l'autre
« de nos Assemblées, etc., etc.

« Dr LAUSSÉDAT, *président,*

« Dr SOYE, Dr TESTELIN, *vice-présidents.*

« Dr Henry LIOUVILLE, *secrétaire.* »

Le 9 décembre, je répondis à M. le président de la Réunion
extra-parlementaire des Médecins :

« Monsieur le Président,

« N'ayant cessé depuis 1860, comme président de la Société
des Médecins de l'Orne, de m'occuper avec zèle, je puis le dire,
des intérêts les plus généraux et par conséquent aussi, à mon
avis, les plus importants de notre belle, mais sévère profession,
je m'empresse de répondre à la circulaire des médecins-législateurs que vous me faites l'honneur de m'adresser :

« Toutes les questions posées par rapport à *l'organisation
des services hospitaliers de l'armée — à l'assistance médicale
dans les campagnes, etc.,* etc., sont de la plus haute impor-
tance, sans doute, mais dans la crise si exceptionnellement
grave que nous traversons, elles ne peuvent être traitées
qu'après la solution de questions plus générales et plus essen-
tielles encore.

(1) Rue Mazarine, 9, Paris.

« Ces questions suprêmes à tout point de vue, que j'ai
posées publiquement dans le journal *la France médicale*,
le 16 août 1871 (1), viennent d'être magistralement résolues,
conformément à notre grande tradition scientifique française,
par l'illustre chimiste Dumas, dans son discours de réception
à l'Académie française.

« Agréez, etc.

« H. D. »

J'ai reçu de M. Liouville, député, secrétaire de la Réunion
extra-parlementaire des médecins-législateurs, l'accusé de
réception suivant :

« Monsieur et honoré Confrère,

« La Réunion extra-parlementaire des Médecins-législateurs
me prie de vous adresser ses remercîments pour l'envoi de votre
communication ; elle s'efforcera d'user aussi largement que
possible, dans l'intérêt général, des renseignements que vous
avez bien voulu lui transmettre.

« Veuillez, etc.

« *Le secrétaire,*

« Henry LIOUVILLE. »

Désirant vivement vous faire connaître, Monsieur le Comte
les arguments que j'adresse aux adversaires du sacrifice chrétien,
permettez-moi, après vous en avoir donné un abrégé synoptique
dans le *post-scriptum* suivant, de mettre sous vos yeux la copie
de la lettre que je crus devoir, à ce sujet, écrire dernièrement
à M. Leverrier.

Je suis, avec le plus profond respect,

Monsieur le Comte,

Votre très-humble et très-dévoué serviteur,

H. DAMOISEAU,

D. M. P.

Alençon, 24 décembre 1876.

(1) Lettre à M. le docteur Lapeyrère.

P. S. — Le successeur de Cuvier au Muséum d'histoire naturelle, nous suggère une pensée aussi juste qu'elle est profonde :

« Dans les sciences naturelles, dit-il, nous devons penser comme nous vivons, c'est-à-dire procéder méthodiquement et par des synthèses et des analyses toujours pleines et entières comme le sont *les diastoles et les systoles de la vie dans la respiration.* »

Si donc il nous arrivait d'étudier la nature superficiellement, c'est-à-dire en ne tenant compte que des données d'un seul sens, celui de la vue, par exemple, ce serait, dans l'ordre spirituel, exactement le même effet qui se produit dans le corps animal à la suite de diastoles et de systoles incomplètes, c'est-à-dire que ce serait le commencement de la mort ou de l'asphyxie de l'ordre intellectuel.

Nos soi-disant sciences contemporaines, engendrées dans ces déplorables conditions, sont des sciences demi-mortes, des sciences de *caverne*, dans le sens que le philosophe attache à cette expression, et, qui n'ont point été, par conséquent, mûries à la chaleur du vrai soleil.

Les merveilles de l'ordre naturel, comme celles de l'ordre surnaturel, en effet, sont *ineffables* de leur nature, c'est-à-dire inexprimables en langage vulgaire articulé : aussi, n'est-ce que dans les deux premiers siècles de l'Eglise, pour ainsi dire, que la science et la foi se sont mutuellement donné la main, alors que les premiers chrétiens, marchant à la lumière de *l'éternel sacrifice*, terrassaient victorieusement le matérialisme païen aux clartés souveraines de la contemplation scientifique et religieuse, qui constituait essentiellement l'antique philosophie chrétienne.

Chose admirable ! dans son discours de réception à l'Académie française, l'illustre chimiste Dumas, secrétaire perpétuel de l'Académie des sciences, après nous avoir formulé la solution scientifique de nos grandes questions politiques et sociales, nous le déclare :

« Le matérialisme moderne ne saurait être vaincu que comme l'a été le matérialisme antique, c'est-à-dire *par le retour de la société moderne à la philosophie lumineuse des deux premiers siècles du christianisme.*

« Comme l'ont déjà fait depuis longtemps remarquer les

anciens, dit l'illustre *Stahl* (que nos plus célèbres écoles pro-
clament l'Hippocrate moderne), *l'âme humaine recule* avec
un vrai tremblement devant l'Infini, et voyant tomber les vains
efforts de toute son énergie, elle fuit devant cet Infini, comme
frappée d'impuissance, tant elle redoute son abord !

» Tant s'en faut donc qu'elle ose s'élever vers *les dernières
limites*, et jusqu'à *la souveraine et principale propriété des
choses corporelles* (1). »

La venue de l'Homme-Dieu sur la terre a fait cesser cette
terreur servile et abrutissante et a permis au génie de l'homme,
au sein de notre grande école philosophique du xvii⁰ siècle, de
s'élever jusqu'à la souveraine et principale propriété des choses
corporelles qui est *l'étendue intelligible*, et au second terme du
divin triangle ou l'oméga correspondant à *l'expiration de la
bouche du Christ* (2).

A Sa Grandeur Monseigneur François MERCURELLI.

MONSEIGNEUR,

J'ai été vivement touché de la bonté avec laquelle Votre
Grandeur a daigné me répondre ; je l'en remercie du fond du
cœur.

Nul doute que la divine Providence ne suscite, au moment
opportun, l'incident nécessaire pour qu'il lui soit possible de
faire à notre incomparable Pontife la communication qui, à mon
très-humble avis, ne doit être rien moins que la cause détermi-
nante du salut social.

La République chrétienne, à mes yeux, Monseigneur, est cette
forme relativement parfaite de la Religion parmi les hommes où
les saints apôtres et leurs premiers disciples, devenus ces *nuées
du ciel,* annoncées par le Christ lui-même au grand prêtre des
Juifs, répandaient la divine semence de la parole de Dieu dans
tout l'univers, alors que les fidèles ne leur avaient point encore

---

(1) *Recherches sur la différence qui existe entre le mécanisme et l'orga-
nisme.* Chapitre unique. — A et ω, paragraphe 50.

(2) *Mirabeau et Sieyès.* Citation du Bichat du xvi⁰ siècle, d'après Flourens,
p. 20.

donné les titres de Roi, de Préfet ou Prélat, vains hochets dont les nations ont coutume d'affubler ceux qui sont appelés à exercer sur elles la domination politique.

A notre époque, Monseigneur, où nos titans de l'industrie, en faisant construire les merveilleux engins des chemins de fer, se sont élevés, sans en avoir conscience, du reste, jusqu'au principe divin de l'Esprit de Vie (1), qui est aussi celui de l'Ecole éternelle et qui a permis à l'ingénieur anglais Robert Stephenson d'appeler, à juste titre, ses locomotives *les chevaux du soleil*, il serait absolument impossible de réconcilier la science avec la foi, si la Théologie actuelle ne consentait, tout d'abord, à se placer à la hauteur de la philosophie des deux premiers siècles de notre ère, c'est-à-dire au point de vue de l'éternelle Rédemption.

De deux choses l'une, Monseigneur, ou nous allons périr dans la nuit du Matérialisme universel de l'heure présente, ou cette vérité capitale, solennellement méconnue depuis vingt-deux ans, ayant été enfin comprise, mise en évidence et appliquée par *qui de droit*, nous allons voir le grand Pontificat de Pie IX se terminer comme il a commencé, c'est-à-dire par une période de grande joie suivie, cette fois, d'un triomphe complet et durable.

Je suis avec le plus profond respect,

Monseigneur,

De Votre Grandeur,

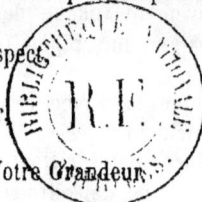

Le très-humble et très-dévoué serviteur,

Docteur DAMOISEAU.

Alençon le 14 mai 1877.

(1) Voir le Ier chapitre d'*Ézéchiel*.

Le Mans. — Typ. Ed. MONNOYER. — Juin 1877.